RELATION

DU SERVICE MÉDICO-CHIRURGICAL

DE

LA MAISON D'ASILE

DES GARÇONS DE CAISSE

De la Ville de Paris, (FONDATION DOÜAUD)

Depuis le 1er mai 1841, jusqu'au 31 décembre 1842,

PAR

LE DOCTEUR DESRUELLES,

Ancien chirurgien principal d'armée, professeur au Val-de-Grace, membre du conseil royal de Suède, etc.

MÉDECIN DE LA MAISON D'ASILE,

Chevalier de la Légion-d'Honneur.

PARIS,

IMPRIMERIE DE MOQUET ET HAUQUELIN,

RUE DE LA HARPE, 90.

1843

RELATION

DU SERVICE MÉDICO-CHIRURGICAL

DE

LA MAISON D'ASILE

DES GARÇONS DE CAISSE

De la Ville de Paris, (FONDATION DOÜAUD.)

Depuis le 1ᵉʳ mai 1841, jusqu'au 31 décembre 1842,

PAR

LE DOCTEUR DESRUELLES,

Ancien chirurgien principal d'armée, professeur au Val-de-Grace, Chevalier de
la Légion-d'Honneur, Médecin de la Maison d'Asile.

La probité bien connue des garçons de caisse de la ville de
Paris vient de trouver sa récompense dans une institution à la
fois utile et morale , fondée par le vénérable Doüaud, ancien
négociant.

Cet ami de l'humanité, frappé du sort pénible de ces hommes
laborieux, « a voulu (dit-il, dans son testament) venir au se-
« cours des garçons de caisse qui, moyennant une faible rétribu-
« tion annuelle, conservent la fortune des banquiers et commer-
« çants qui leur est confiée, en créant une maison d'asile où ils
« seront traités gratuitement et mis à même, en cas de maladie,
« de conserver leur place dans les maisons qui les emploient. »

Dominé par la consolante idée d'être un jour le protecteur de ces hommes probes, M. Doüaud faisait, en secret sur ses revenus, une large part en faveur de ceux qu'il avait adoptés comme ses enfants. Il se réservait pour lui, vieillard d'un esprit orné et philosophique, la moindre part qui suffisait à ses besoins si sages et si modérés.

L'anecdote que nous allons raconter lui a sans doute fait naître la pensée de consacrer une partie considérable de sa fortune à fonder une maison où dix lits seraient prêts à recevoir les garçons de caisse malades.

Il y a une vingtaine d'années, son garçon de caisse, indisposé, fut par ses ordres, transporté à la maison royale de santé de la rue du Faubourg-St-Denis. Il y paya largement les soins qu'on lui donna ; il eut plus tard la douleur de le perdre. Quelques années après, un autre garçon de caisse qu'il affectionnait particulièrement, devint gravement malade. Il nous fit prier de le soigner à domicile. Il voulut que rien ne fût épargné pour le sauver. Cet homme, atteint d'une péripneumonie chronique avec épanchement purulent dans la poitrine et perforation du poumon, éprouva les accidents les plus graves, et fut pendant plusieurs mois *entre la vie et la mort*. Il fallait voir la joie de M. Doüaud quand un mieux lui était annoncé, et les pleurs qui coulaient sur ses joues vénérables, lorsque au contraire mon pronostic était fâcheux. Enfin, Dieu aidant , ce garçon de caisse fut sauvé. Le jour où j'annonçai à M. Doüaud ce résultat inespéré, fut pour lui un jour de bonheur. « Que je vous suis re-« connaissant, me dit-il, des soins que vous avez prodigués à « mon cher Joseph ; je ne les oublierai jamais. Ces hommes si « utiles et si probes, ajouta-t-il, en parlant des garçons de caisse, « méritent bien qu'on s'occupe d'eux ; peut-être un jour rece-« vront-ils la récompense qui leur est due. » Dès ce moment, je devins son médecin. Il est probable qu'il avait déjà conçu le projet dont son testament nous a révélé l'importance et l'utilité.

Les vœux du fondateur de la Maison d'asile ont été compris ; ils reçoivent leur exécution. Le ministre a accepté et approuvé les statuts présentés par M. Sanson-Davillier, exécuteur testamentaire ; un Comité, formé de cinq membres pris dans les fonctions électives de juge au tribunal de commerce, de membre de la chambre de commerce de Paris, de régent de la banque de France, de membre du conseil municipal de Paris, de membre du conseil général des hospices, a été appelé à l'administration de cette œuvre philantropique. Ce Comité se compose de :

MM.

> Aubé, ancien président du tribunal de commerce ;
>
> Odier, ancien président de la chambre de commerce ;
>
> J.-Ch. Davillier, doyen des régents de la banque de France ;
>
> Dubois - Daveluy, membre du conseil général des hospices ;
>
> Sanson-Davillier, exécuteur testamentaire et membre du conseil municipal de Paris.

En attendant que l'on puisse ouvrir aux garçons de caisse malades la maison que M. Doüaud a affectée à cet acte de bienfaisance (rue St-Georges, n° 26), le comité y a établi domicile pour ses séances d'administration, et y a placé en qualité d'agent comptable, M. Alix, qui pendant trente-cinq ans a été le caissier et l'ami de M. Doüaud, et qui par reconnaissance remplit gratuitement ces fonctions ; mais, ne voulant faire aucun sacrifice pécuniaire pour racheter les baux de quelques locataires, il a décidé dans l'intérêt de la fondation qu'on attendrait l'expiration légale de ces baux ; provisoirement il a organisé un service de secours à domicile.

Depuis vingt mois, les garçons de caisse reçoivent ces secours, lorsqu'ils sont malades ; mais, pour se conformer aux intentions du fondateur, qui dans son testament a lui-même défini ce qu'il entend par garçon de caisse, et pour conserver dans cette classe d'hommes les sentiments d'honneur et de probité qui les animent, le comité a voulu que le jour où le garçon de caisse tombe malade, il en prévint M. Alix, agent comptable, en joignant à sa lettre un certificat de la maison qui l'emploie, constatant qu'il est garçon de caisse, et qu'il est digne par sa bonne conduite de participer aux bienfaisantes largesses du fondateur de la maison d'asile. M. Alix lui délivre un billet au moyen duquel il est immédiatement visité par le médecin de la fondation.

Le comité, pour remplir entièrement les vœux du testateur, qui a laissé à son libre arbitre l'emploi des économies qu'il pourrait faire, a déjà versé une somme assez importante entre les mains du président d'une association formée par les garçons de caisse de Paris, pour assurer au moyen de cotisations mensuelles, des secours, et plus tard des pensions, en faveur de ceux d'entre eux hors de service par l'âge ou les infirmités. Cette société, entièrement distincte et indépendante de la fondation Doüaud, mais régulièrement instituée et autorisée, complète l'œuvre de ce philantrope. C'est, suivant nous, un devoir pour toutes les maisons de banque et de commerce de Paris, d'engager leur garçon de caisse à en faire partie. Ces maisons dussent-elles même aider à la cotisation exigée, y auraient encore un grand avantage, puisque cette association par ses conditions d'admission et de surveillance, leur donne la garantie la plus complète de la bonne conduite de leur garçon de caisse.

Les données statistiques suivantes résultent du dépouillement du registre où se trouvent les observations des maladies traitées à domicile, et de celles soignées par consultations. Ces dernières, moins graves, n'ont point empêché les garçons de caisse, à quelques exceptions près, de continuer leurs travaux.

Du 1er mai 1841 au 31 décembre 1842 (20 mois), il y a eu :

      40 garçons de caisse traités à domicile ;

    et 59 par consultations.

Total.   99.

Aux premiers, 550 visites ont été faites à domicile ; et aux derniers, 331 consultations ont été données.

Sur ce nombre de 40 garçons de caisse, traités à domicile ;
6 ont été traités deux fois, et 34, une fois seulement.

En déduisant du nombre de 99 les garçons de caisse qui ont été traités deux fois et ceux qui ont reçu des consultations, il n'en reste que 66, dont la position est comme il suit :

57 étaient mariés ;

2 étaient veufs ,

et 7 n'étaient pas mariés.

20 garçons de caisse avaient	1 enfant.			20 enfants.
18	—	2	—	36
1	—	3	—	3
1	—	4	—	4
1	—	5	—	5
1	—	8	—	8
et 17 n'avaient pas d'enfants.	»			»
59				76

Ainsi, parmi les garçons de caisse traités jusqu'à ce jour, les non mariés sont aux mariés dans la proportion de 1 à 6 ; et, chez ces derniers, le nombre d'enfants, de 1 enfant 4/5 pour chacun d'eux.

L'âge des garçons de caisse était réparti de la manière suivante :

6	étaient âgés	de 24	à 30 ans ,	soit 1		sur 10
13	—	de 31	à 40	—	2 1/13	sur 10
28	—	de 41	à 50	—	4 1/14	sur 10
12	—	de 51	à 60	—	2	sur 10
et 7	—	de 61	à 70	—	1 1/7	sur 10

120 cas de maladies ont été observés et traités. Sur ce nombre :

106 ont été guéris ;

11 ont été améliorés,

et 3 se sont terminés par la mort.

Les affections les plus fréquentes sont :

1° Les maladies des poumons ;

2° Celles de l'estomac et des intestins ;

3° — du cerveau ;

4° — des yeux ;

5° — de la gorge ;

6° Les contusions, suite de chutes et d'efforts ;

7° Les abcès qui en sont souvent la suite ;

Et 8° les hernies.

Ce résultat est facile à comprendre, si l'on considère que les garçons de caisse sont continuellement exposés aux changements de température, qu'ils éprouvent beaucoup de fatigues, prennent irrégulièrement leurs repas, et font souvent des chutes et des efforts étant chargés de lourds fardeaux.

La mesure que le comité a prise de permettre aux garçons de caisse, pourvus d'une autorisation de l'agent comptable, de venir nous consulter pour des indispositions, est extrêmement sage ; elle est surtout profitable aux garçons de caisse. C'est une mesure d'économie pour la fondation, et de santé pour ceux qui en sont l'objet ; en effet, combien de garçons de caisse indisposés eussent été obligés de se mettre au lit, si quelques conseils sur leur état de santé n'avaient empêché une légère maladie de prendre de la gravité. Plusieurs, malgré ces soins, ont été forcés d'abandonner leurs travaux ; mais par cela même que leurs maladies avaient reçu un commencement de traitement, elles ont peu duré et se sont terminées d'une manière avantageuse.

Depuis que nous sommes chargés du traitement des garçons de caisse, nous avons eu bien souvent occasion de déplorer le sort de ces hommes qui, dans la crainte d'être arrêtés dans leurs travaux, laissent aggraver des indispositions, qui grandissent sous des influences fâcheuses, et deviennent bientôt des maladies contre lesquelles l'art est impuissant.

Les pertes que la maison d'asile a eu à déplorer depuis vingt mois viennent confirmer l'assertion que nous avons émise ; en effet, trois garçons de caisse ont succombé à domicile, et un quatrième, placé à la maison de santé de la rue du Faubourg-St-Denis, y est mort le trentième jour.

Le premier que la maison a perdu est le sieur E. Cet homme, jeune encore, à la suite d'une chute faite neuf ans auparavant, fut atteint d'une fémoro-coxalgie, qui négligée fut suivie de la luxation spontanée du fémur avec abcès de l'articulation et fistules multiples. Cet homme continua son service jusqu'au moment où les accidents étaient devenus tellement graves que les soins de M. le professeur Trousseau et ceux que je lui donnai quelques mois avant sa mort n'ont pu que soulager ses souffrances et diminuer les horreurs de sa position.

Le sieur M. a aussi été victime de son zèle. Cet homme, âgé de cinquante ans, fut atteint, en octobre 1841, d'une pleuro-pneumonie aiguë, suite d'un catarrhe qu'il avait négligé. Logé dans la maison qu'habite M. le docteur Blache, il reçut les soins empressés de ce médecin, et je ne fus appelé que pour constater sa convalescence. Malgré les conseils du docteur Blache et les miens, malgré les ordres de son patron, M. reprit son service avant la disparition complète de la toux ; il s'exposa au froid et à l'humidité des mois d'hiver, et le 7 février dernier il retomba malade. Cette fois la mort l'avait frappé : les soins que je lui prodiguais, et ceux que, pendant cette période en consultation avec moi, le docteur Blache voulut bien lui donner, furent inutiles. M. avait continué son service jusqu'au moment où ses forces trahirent son courage ; il paya de sa vie ce dévouement à ses devoirs.

Le nommé B. était, à l'âge de quarante-quatre ans, usé par les fatigues de sa profession. De temps en temps, il était arrêté par des douleurs rhumatismales qui se dissipaient par de plus grandes fatigues. Atteint, le 3 juin 1842, d'une pneumonie chronique passée à l'état aigu, il ne pouvait recevoir dans une petite chambre où il était logé, seul et éloigné de ses parents, tous les secours que réclamait sa maladie. Le même jour, suivant le désir du malade, du consentement de son frère, et avec l'aide de M. Alix, si dévoué à nos garçons de caisse, B. fut transporté à la maison royale de santé de la rue du Faubourg-St-Denis, où la fondation paya la quinzaine de séjour. Il y succomba treize jours après, malgré les soins les plus éclairés de mon confrère, le docteur Hervez de Chegoing, avec lequel je conférai plusieurs fois sur la maladie de ce garçon de caisse.

Le sieur P., âgé de cinquante ans, fut aussi victime de son zèle et de son courage. Cet homme, à la suite d'une chute faite sur le côté droit et des fatigues de sa profession, éprouva une douleur dans l'hypochondre et une toux fatigante. Il passa une année tout entière souffrant, sans se plaindre ; mais il maigrissait et s'affaiblissait surtout depuis six mois. Obligé de cesser son service, il rentra chez lui, accablé par un malaise qu'il ne pouvait définir, et il resta huit jours sans secours, espérant que le repos, une nourriture fortifiante et l'usage de bon vin lui rendraient ses jambes, comme il le disait. Le 25 novembre dernier, j'allai le visiter et lui donner mes soins par ordre du comité.

Les accidents les plus graves se développèrent successivement ; la toux et le point douloureux cessèrent après l'emploi des saignées et des vésicatoires ; mais des symptômes typhoïdes avec délire leur succédèrent ; puis, s'apaisant sous l'influence d'une médication convenable, une inflammation aiguë du foie se manifesta et ramena les accidents les plus formidables. Le docteur Descuret, mon savant ami, fut appelé en consultation. Devant nous, P. vomit une grande quantité de pus d'un rouge-brunâtre, semblable au détritus du foie. Plusieurs vomissements de même nature eurent lieu ; les signes d'une mort prochaine se manifestaient. P. expira dans les bras de sa femme qui, pendant un mois jour et nuit, n'avait pas quitté le chevet de son lit.

Ces exemples prouvent :

1º Que les garçons de caisse continuent leur service malgré des indispositions graves ;

2º Qu'ils ne se mettent au lit que lorsqu'ils y sont forcés par la violence des douleurs ou l'accablement de la fièvre ;

3º Qu'aussitôt guéris, ils se livrent, avant leur entier rétablissement, aux fatigues de leur pénible profession ;

4ᵉ Que par conséquent la mesure prise par le comité de les faire soigner par consultations dans leurs indispositions les préserve de maladies graves, et diminue ainsi le nombre des malades à domicile.

Il y a eu un assez grand nombre de garçons de caisse (59) qui sont venus me consulter chez moi, et à qui j'ai prescrit le repos absolu, comme le moyen le plus efficace de guérison. Plusieurs ont écouté nos avis et ont pu huit ou dix jours après reprendre leur service ; mais plusieurs autres, s'obstinant à le continuer, ont failli être victimes de leur zèle. De ce nombre, je pourrais citer :

Le sieur M., qui, atteint de catarrhe chronique de poitrine, venait recevoir mes avis, continuant malgré moi pendant la saison d'hiver un service trop pénible pour son âge (60 ans) et trop dangereux pour sa maladie. Aussi le 20 mars dernier, son affection étant devenue aiguë, il a dû recevoir mes soins à domicile pendant trois mois et aller ensuite passer trois autres mois à la campagne aux frais de la fondation. Nous avons été assez heureux pour le guérir. S'il se fût arrêté plus tôt, sa maladie eût été heureusement terminée au printemps.

Le sieur V., âgé de trente-cinq ans, est venu souvent chez moi pour une gastro-entérite chronique. Plusieurs fois je l'engageai à se soigner à domicile ; mais il ne voulut jamais y consentir. Il y fut forcé quand son affection devint aiguë et mit sa vie en danger ; un mois de soin le rétablit entièrement.

Le sieur R. venait aussi me consulter pour une angine chronique et des douleurs vagues dans le ventre et dans la région du cœur. Il consentit enfin à se reposer. Pendant le cours de la maladie, j'observai un phénomène fort singulier. A la suite de purgatifs, il évacua une quantité considérable de matières graisseuses, pelotonnées, semblables à de l'axonge figé par le froid et coloré en rouge, assez durs pour résister à la pression ordinaire du doigt, solubles dans l'eau chaude, comme l'aurait été de la graisse, d'une odeur acide, rougissant fortement la teinture de tournesol. L'usage longtemps continué de l'iodure de potassium fit cesser ces évacuations dont l'essence est difficile à constater, et dont je ne connais aucun fait analogue dans l'histoire de la médecine.

Le sieur E, débarrassé en quelques jours d'une congestion cérébrale qui avait un caractère grave, reprit trop tôt ses occupations ; aussi la même affection se manifesta-t-elle un mois après.

Le sieur B. était souffrant depuis plus d'un an d'une gastroentéralgie chronique, et venait recevoir des conseils chez moi ; mais en continuant son service il ne pouvait espérer guérir. Je

n'obtins du repos de la part de cet homme que lorsque son affection, devenue aiguë, mit pendant près d'un mois ses jours en
danger. Il n'échappa à cette recrudescence que par un traitement méthodique et les soins affectionnés de sa femme.

Trois garçons de caisse avaient fait une chute sur la poitrine.
Ils sont venus me consulter chez moi ; mais ils ne voulaient pas
s'arrêter. J'ai été obligé d'aller chez eux leur appliquer des ventouses scarifiées. Le jour même de cette opération, ils ont continué leur service. La douleur occasionnée par la contusion a dis-
paru.

Plusieurs autres garçons de caisse, qui ont reçu nos soins,
nous ont mis à même de faire d'intéressantes observations que
nous allons brièvement rapporter.

Le sieur F. fut pris tout à coup, dans la nuit du 14 au 15 juil-
let 1841, des signes d'une gastrite aiguë la plus intense. 30 sangsues appliquées à l'épigastre firent cesser les vomissements, le
délire, et la fièvre violente à laquelle F. était en proie. Le lendemain matin, je fus étonné de ne retrouver aucun des symptômes
graves que j'avais observés la veille. Je crus que ce que j'avais
combattu n'était en réalité qu'un accès de fièvre pernicieuse sous
l'aspect d'une gastro-céphalite aiguë. Vers le soir, il y eut du
redoublement avec délire, et le lendemain, après une nuit très-
agitée, la douleur à l'épigastre, mais sans délire, persistait. Tous
les phénomènes se calmèrent. Six jours après, au milieu de la
nuit, pendant laquelle je visitai le malade, nouvel accès semblable
au premier. Je ne doutai plus que l'accès pernicieux ne fût re-
venu ; aussi, au lieu de recommencer la médication antiphlogistique, j'eus recours immédiatement à l'administration du sulfate de quinine. Plusieurs accès quotidiens, toujours avec délire
et vomissements, m'obligèrent à élever successivement la dose
du sulfate de quinine. La convalescence suivit de près cette nouvelle médication, et, après un mois de séjour à la campagne, F.
fut entièrement rétabli.

Un autre forme de fièvre intermittente fut observée chez le
nommé L. Cet homme était malade depuis quinze jours, lorsque

le comité me fit prier de le soigner. Il se plaignait d'une vive douleur dans la tête et à la nuque, précédée dans les redoublements de frissons, suivis de chaleur et de sueur. Le médecin qui lui avait donné des soins l'avait purgé plusieurs fois, et cherchait à exciter une forte transpiration en lui administrant des sudorifiques. Je crus voir dans cette affection une sorte de fièvre intermittente. Le sulfate de quinine administré en lavement fit cesser les accès, et huit jours après, L. était guéri.

Le cas suivant révèle toute la puissance de l'administration du tartre stibié suivant la méthode rasorienne.

Le nommé V. était atteint d'un catarrhe depuis trois semaines lorsqu'après s'être refroidi (c'était au mois de février 1842) il fut pris d'un accès de fièvre et obligé de cesser son service ; je le visitai par ordre du comité. Il présentait les symptômes suivants : fièvre médiocre, toux fréquente, peau sudorale, crachats muqueux, faciles ; râle muqueux et sibilant à gauche ; à droite, son mat partout, partout absence complète du bruit respiratoire. Il y avait catarrhe à gauche, et engouement complet du poumon à droite. Ce qui était remarquable, c'était l'absence du bruit respiratoire : il n'y avait point de crépitation, de pneumonie, ce qu'annonçait du reste le pouls, qui n'était ni dur ni fréquent, et la facilité avec laquelle se faisait la respiration, qui dilatait outre mesure la partie gauche de la poitrine, et ne faisait éprouver à la partie droite que de faibles mouvements. 25 sangsues sont appliquées à la fourchette du sternum, immédiatement après 6 grains de tartre stibié qui sont bien supportés. Le lendemain, 8 grains, et le surlendemain, 12 grains ; 4 ventouses scarifiées sont appliquées sur la partie droite de la poitrine. Des sueurs abondantes s'établissent. En auscultant la poitrine, on entend un bruit respiratoire pur et exagéré dans la partie supérieure du côté droit ; il est bruyant, mais non crépitant. Les 12 grains de tartre stibié sont continués ; le malade dit entendre et même *sentir* le bruit respiratoire se faire plus profondément.

Un large vésicatoire est appliqué ; il survient une stomatite qui oblige à cesser l'émétique. Quelques purgatifs sont administrés.

Le 28 février, V. est convalescent. La respiration se fait librement dans le poumon droit, mais avec un bruit si fort que pendant plusieurs jours il incommode le malade durant son sommeil. Un mois de convalescence à la campagne le met en état de reprendre son service.

Nous passons sous silence trois observations de pneumonie aiguë, maladie qui a cédé à la méthode antiphlogistique et au tartre stibié.

Nous n'indiquerons que très - sommairement l'observation d'une névralgie fémoro - poplitée aiguë qui a été guérie au moyen d'un vésicatoire appliquée sur la tête du péroné (branche sciatique poplitée externe), et par des pansements faits deux fois chaque jour avec deux et trois centigrammes de chlorhydrate de morphine.

Nous croyons aussi devoir indiquer ici l'observation d'un rhumatisme aigu avec gonflement considérable du genou, qui a cédé en peu de temps à des fomentations faites avec une solution de 30 grammes de sous-carbonate de potasse dans 120 grammes d'eau distillée, avec addition de 12 décigrammes de camphre, et à des bains dans l'eau desquels entraient en solution 180 grammes de sous-carbonate de potasse et 1 kilogramme de chlorhydrate d'oxyde de sodium.

L'usage de l'iodure de potassium à haute dose, continué pendant plusieurs mois, a fait disparaître une exostose considérable de la mâchoire inférieure chez le nommé L., qui l'avait vue s'élever à la suite de l'extraction d'une dent cariée. L'iodure de potassium, donné d'abord à la dose de 5 décigrammes, fut successivement élevé jusqu'à celle de 8 grammes (2 gros), et ensuite fut abaissée successivement aussi jusqu'à 10 décigrammes.

Nous ne parlerons pas ici d'une fémoro-coxalgie que nous avons traitée par le repos au lit, trois applications de ventouses scarifiées, deux larges cautères avec la pâte de Vienne, chez le sieur P., parce que ce garçon de caisse, voyant que l'élongation de sa jambe et les douleurs de l'articulation avaient cessé, ne put se résoudre à garder davantage le repos, et voulut, malgré toutes nos instances, reprendre son service.

Nous ajouterons à ces faits l'observation d'un énorme abcès, lentement développé dans la fosse sous-scapulaire, chez un vieillard de 66 ans, et fort heureusement terminé par la guérison. Le sieur G. fut pris, le 1er novembre dernier, d'un violent frisson avec fièvre et douleur dans l'épaule droite. Il se coucha et reçut les soins de M. le docteur Arnal ; 12 sangsues furent appliquées. Cette saignée locale soulagea le malade. Appelé par le comité à donner des soins à ce garçon de caisse, je le vis le 5 novembre. 15 sangsues furent de nouveau posées. Quelques jours après, des douleurs plus profondes me firent soupçonner qu'il se formait un abcès. Une consultation faite avec le docteur Arnal constata la présence d'un énorme abcès, profond, d'une fluctuation encore obscure, sans changement de couleur à la peau.

Le 15 novembre, il fut convenu que la pâte de Vienne serait appliquée au devant et en dedans de la côte de l'omoplate dans la longueur de 4 pouces, et que l'escharre serait incisée le lendemain. Nous voulions ainsi , M. Arnal et moi, éviter une hémorrhagie presque toujours certaine en se servant du bistouri, à un vieillard déjà affaibli par des souffrances, la diète et l'inaction au lit.

Je remplis cette prescription convenue. Après avoir longuement fendu l'escharre, il sortit du foyer une quantité considérable de suppuration (à peu près une livre), le malade fut soulagé. Des pansements faits deux fois par jour, des injections avec de l'eau chlorurée, puis avec le vin miellé, détergèrent ce vaste foyer, fondirent l'engorgement ; les bords se recollèrent. Vers la fin de décembre, il ne restait plus de cette large plaie qu'un point fort petit, par où s'échappait un peu d'eau roussâtre. Le membre avait repris sa force et sa souplesse. G. aurait dû encore passer quinze jours en repos ; mais il voulut reprendre son service le 1er janvier 1845.

Le fait suivant prouve que le comité de la fondation ne néglige

aucun moyen, quelque coûteux qu'ils soient, pour assurer la guérison des garçons de caisse et les mettre à même de continuer
leur service.

J. F. allant, il y a deux ans, dans le faubourg St-Antoine, pour
y toucher un effet de commerce, monta au troisième étage ; en
descendant avec sa sacoche il reçut sur la tête un paquet de
linge, qu'on prétendit avoir laissé tomber par mégarde. Etourdi
sur le coup, il reçut les premiers secours sur le lieu même, sans
abandonner le sac qu'il portait et qui renfermait une somme considérable d'argent.

L'ébranlement de la moelle épinière, malgré les médications
qu'on employa, fut suivie de la paralysie des membres inférieurs, avec faiblesse et contracture musculaire des membres
supérieurs.

Pendant un an, il reçut les soins de M. le docteur Monod, médecin du patron de J. F. ; il dut la vie aux soins éclairés de ce
médecin ; mais l'affection de la moelle épinière ne put être
vaincue.

Lorsque je le vis, par ordre du comité, le 1er mai 1841, J. F.
avait les membres inférieurs incomplètement paralysés; il les
traînait en marchant, avec l'aide d'une personne et d'une canne ;
il conservait dans les bras des fourmillements incommodes et
douloureux, et une contracture des muscles fléchisseurs des
doigts et des abducteurs du pouce de la main gauche. Il ne pouvait
s'habiller, se lever, se coucher, manger même qu'avec l'aide de
sa femme et de sa fille.

Les moyens les plus rationnels ayant été employés, je proposai
au comité d'envoyer J. F. aux eaux de Bourbonne-les-Bains pendant les deux saisons, et j'allai m'entendre avec le docteur
Monod sur cette nouvelle médication dont l'efficacité, dans des
cas semblables, m'avait été prouvée par de nombreux faits; mon
honorable confrère approuva cette proposition. J. F. partit avec
sa femme et sa fille, et reçut du comité une indemnité suffisante
pour subvenir aux frais de son voyage et de son séjour aux
eaux.

Après l'usage des deux saisons, son état état si satisfaisant que seul, à pied, il vint me voir et me remercier. Il put reprendre avec modération le service du bureau de la maison qui l'employait.

Le comité, satisfait d'un succès déjà si remarquable, ne balança pas l'année dernière, sur ma proposition , à renvoyer aux eaux de Bourbonne-les-Bains J. F. aux frais de la fondation. Il nous revint entièrement guéri, et depuis il a rempli son emploi de garçon de caisse avec la même activité qu'il déployait avant son funeste accident.

Jusqu'à ce jour les patrons de nos garçons de caisse malades leur ont généreusement continué leurs appointements.

Si nous sommes assez heureux pour signaler quelque succès, si notre zèle et nos efforts ont été utiles à ces hommes si dignes d'intérêt, à ces hommes qui ont droit à toutes nos sympathies par les sentiments de respect et de reconnaissance qu'ils nous ont constamment témoignés, et par la confiance qu'ils ont en nous, nous en sommes certainement redevable à la bienveillante sollicitude du comité, aux conseils obligeants et éclairés qui nous ont été donnés par M. Sanson-Davillier, exécuteur testamentaire du fondateur de la maison d'asile , et aux rapports agréables et faciles que nous avons eus avec M. Alix. Heureux le médecin qui trouve dans une administration telle que la nôtre les moyens de pratiquer son art et de soulager des infortunes !

Grâces aux bienfaits de M. Doüaud, aux soins vigilants et éclairés du comité de la fondation, la classe des garçons de caisse de la ville de Paris est assurée contre les chances les plus fâcheuses qui arrêtent souvent les honnêtes ouvriers dans leur carrière. Mais, c'est à condition que ces hommes continueront à cultiver les sentiments d'honneur et de probité qu'ils ont montrés jusqu'à ce jour ; qu'ils resteront fidèles à leur patron , et que leur conduite comme hommes, comme époux, comme pères, sera exempte de reproche. Malheur à celui qui oublierait les lois de la délicatesse et de la vertu ; car s'il perdait sa place par inconduite ou par infidélité, il serait rayé de la liste des garçons de caisse, la main protectrice de M. Doüaud ne s'étendrait plus sur lui, et le comité lui retirerait les avantages auxquels il a droit de prétendre. Nous avions donc raison de dire, en commençant cet article, que l'institution fondée par le vénérable Doüaud, était à la fois utile et morale. Nul doute que son exemple sera suivi, et que la pensée du fondateur de la maison d'asile fructifiera dans l'esprit des hommes dont le cœur est généreux.

Si chaque corps d'ouvriers de Paris était l'objet d'une fondation semblable à celle de M. Doüaud, certes, une fois à l'abri du besoin, ces artisans sentiraient tout le prix d'un travail soutenu et d'une conduite irréprochable.

Anciennement la pitié et la bienfaisance bâtissaient des églises et fondaient des couvents ; le tems est venu de doter les ouvriers de chaque corps d'état, de les suivre dans leur vie de travail, de les soulager dans leurs misères, et de leur dire, comme on peut le faire aujourd'hui aux garçons de caisse : Soyez actifs, laborieux, économes ; aimez vos femmes et vos enfants ; menez une conduite honnête ; élevez votre famille dans des sentiments de religion et de devoir, et vos bienfaiteurs seront avec vous, dans vos besoins pour les assurer, dans votre vieillesse pour en soulager le poids, dans vos infirmités pour vous aider à les supporter.

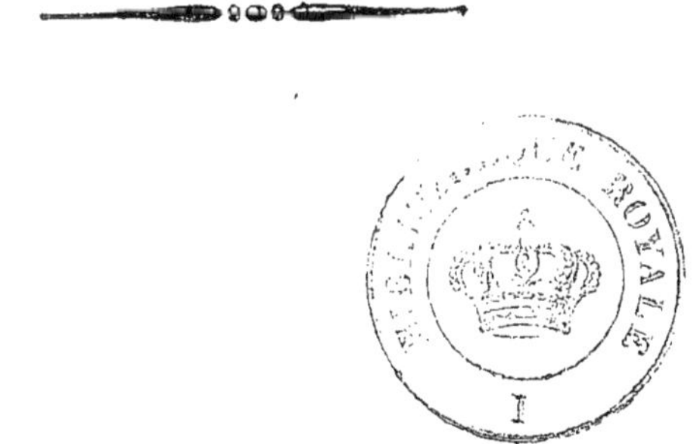

PARIS, IMPRIMERIE DE MOQUET ET HAUQUELIN , RUE DE LA HARPE, 90.